Sobre a
TRANQUILIDADE
DA
ALMA

SÊNECA

Sobre a TRANQUILIDADE DA ALMA

Tradução
Débora Isidoro

Principis

Esta é uma publicação Principis, selo exclusivo da Ciranda Cultural
© 2021 Ciranda Cultural Editora e Distribuidora Ltda.

Traduzido do inglês
On the tranquility of the mind

Produção editorial
Ciranda Cultural

Texto
Sêneca

Diagramação
Fernando Laino | Linea Editora

Tradução
Débora Isidoro

Design de capa
Ana Dobón

Revisão
Fernada R. Braga Simon

Imagens
Cristina Conti/shutterstock.com;
Simple Line/shutterstock.com

Ilustração
Vicente Mendonça

Traduzido a partir da versão em inglês de Aubrey Stewart em 1900.

Dados Internacionais de Catalogação na Publicação (CIP) de acordo com ISBD

S475s]	Sêneca
	Sobre a tranquilidade da alma / Sêneca ; traduzido por Débora Isidoro. - Jandira, SP : Principis, 2021.
	96 p. ; 15,5cm x 22,6cm. – (Clássicos da literatura mundial)
	Tradução de: On the tranquility of the mind
	ISBN: 978-65-5552-294-5
	1. Filosofia. 2. Sêneca. I. Isidoro, Débora. II. Título. III. Série.
2021-84	CDD 170
	CDU 17

Elaborado por Vagner Rodolfo da Silva - CRB-8/9410

Índice para catálogo sistemático:
1. Filosofia : Sêneca 170
2. Filosofia : Sêneca 17

1ª edição em 2021
www.cirandacultural.com.br
Todos os direitos reservados.
Nenhuma parte desta publicação pode ser reproduzida, arquivada em sistema de busca ou transmitida por qualquer meio, seja ele eletrônico, fotocópia, gravação ou outros, sem prévia autorização do detentor dos direitos, e não pode circular encadernada ou encapada de maneira distinta daquela em que foi publicada, ou sem que as mesmas condições sejam impostas aos compradores subsequentes.

Investiguemos de que modo a alma deverá prosseguir sempre de modo igual e no mesmo ritmo. Ou seja, estar em paz consigo mesmo, e que essa alegria não se interrompa, mas permaneça em estado plácido, sem elevar-se, sem abater-se. A isso eu chamo tranquilidade. Investiguemos como alcançá-la.

Trecho de *Sobre a tranquilidade da alma*

SUMÁRIO

Introdução 11

Capítulo 1 – Sereno a Sêneca 13

Capítulo 2 – Sêneca a Sereno 20

Capítulo 3 – O remédio. Doutrina de Atenodoro 28

Capítulo 4 – Doutrina pessoal de Sêneca 32

Capítulo 5 35

Capítulo 6 38

Capítulo 7 41

Capítulo 8 – Maus efeitos da riqueza 43

Capítulo 9 46

Capítulo 10 – Como se portar na infelicidade 50

Capítulo 11 – Superioridade e desprendimento do sábio 54

Capítulo 12 – Fugir à agitação estéril 60

Capítulo 13 63

Capítulo 14 – Não se obstinar contra as circunstâncias 64

Capítulo 15 68

Capítulo 16 71

Capítulo 17 – Praticar a simplicidade 73

Sobre a obra 81

Sobre o estoicismo 85

Sobre o autor 89

Máximas de Sêneca 93

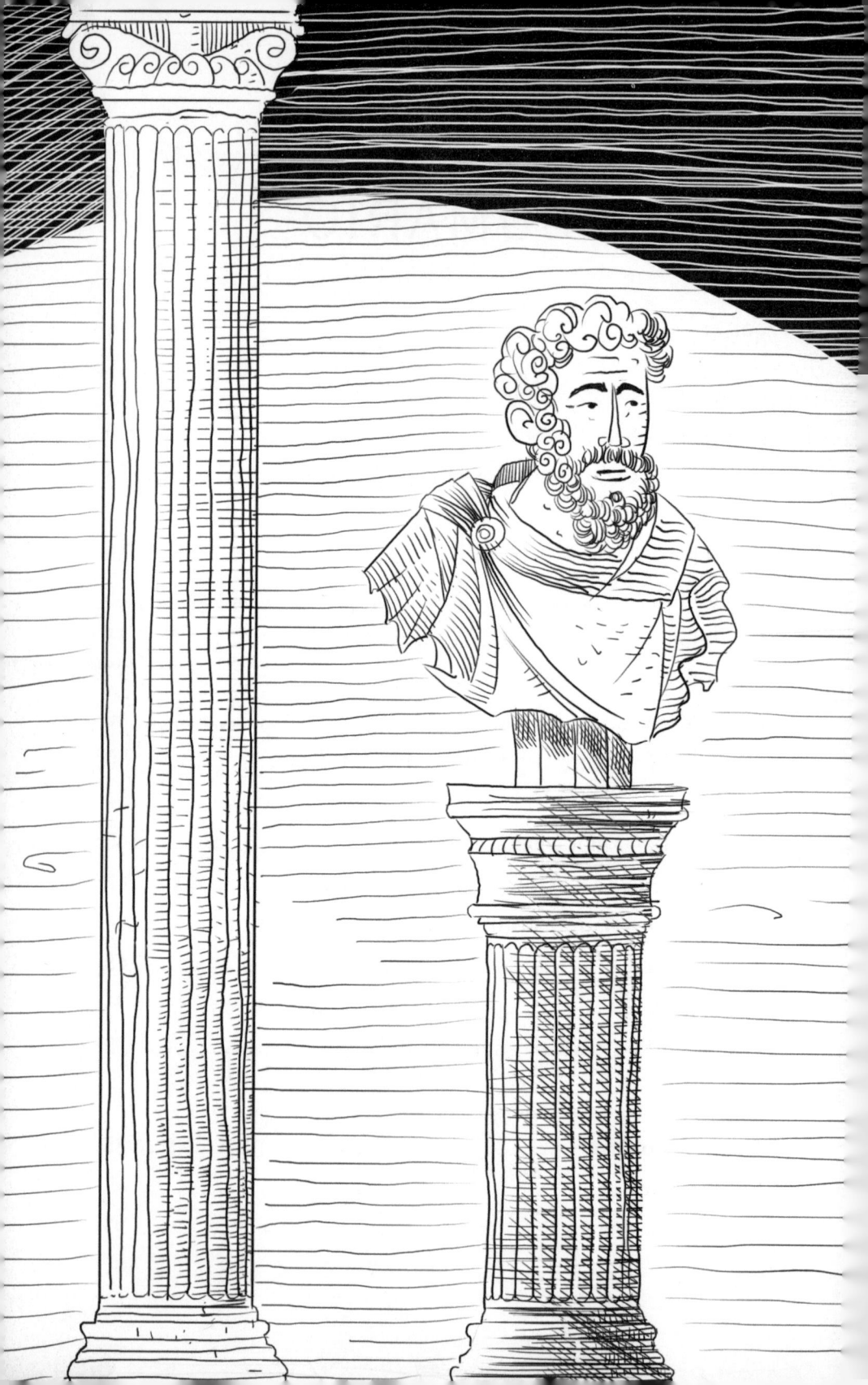

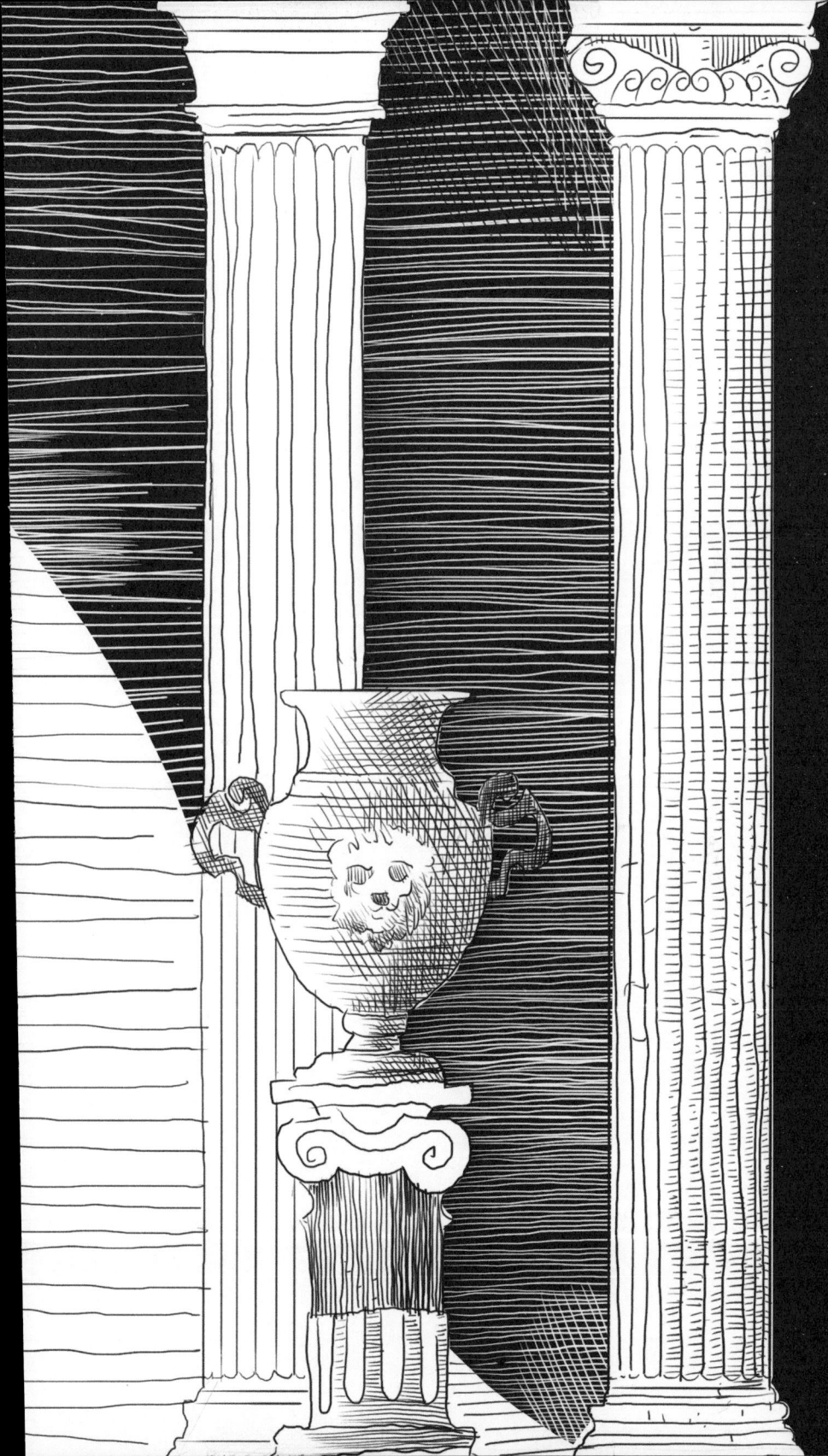

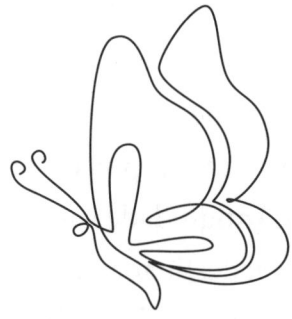

Introdução

O diálogo *Sobre a tranquilidade da alma* foi claramente escrito como um meio de orientação de todos aqueles que aspirassem a dedicar-se ao aperfeiçoamento moral. É dirigido ao amigo Aneu Sereno, pertencente à ordem equestre, formada pelos cidadãos mais abastados.

No texto é dito que o amigo é seguidor de Epicuro; talvez por isso Sêneca apresente o estoicismo em termos muito claros e se concentre em conselhos construtivos e práticos. Sêneca apresenta a resposta da doutrina estoica para nos ajudar a superar os tormentos causados pelos temores e desejos humanos e alcançar a tranquilidade, o estado ideal de serenidade, vivenciado de forma plena e permanente pelo sábio estoico.

Escrito na metade do século I d.C., em formato epistolar, o diálogo contido neste volume foi, junto com *Sobre a ira*, a única obra latina dedicada a expor uma terapêutica para o alcance de um estado de perene serenidade. Ele exemplifica a concepção que Sêneca, preceptor de Nero e um dos maiores filósofos da Antiguidade romana, tinha da filosofia: uma disciplina prática, destinada não só a elevar a qualidade ética da vida humana, mas sobretudo a promover um processo de ascese espiritual, conforme a perspectiva afirmada pela doutrina estoica.

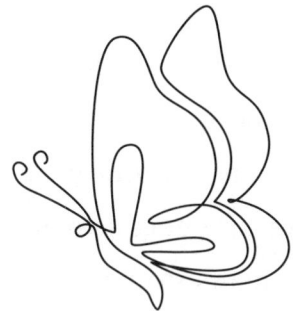

Capítulo 1
SERENO A SÊNECA

1. Quando examinei-me, ficou evidente, Sêneca, que alguns de meus vícios são tão expostos, exibidos tão abertamente, que posso tocá-los, alguns são mais ocultos, espreitam de um canto, alguns nem sempre estão presentes, mas recorrem de tempos em tempos; e devo dizer que os últimos são, de longe, os mais problemáticos, como inimigos errantes que saltam sobre o alvo quando a oportunidade se apresenta, e não permitem nem que ele esteja preparado como na guerra, nem que fique relaxado como em tempos de paz.

2. Mesmo assim, o estado em que mais me encontro, acima de todos – pois por que não haveria de admitir

a verdade a você, como a um médico? – é o de nunca ter me libertado honestamente das coisas que odiava e temia, nem, por outro lado, de estar preso a elas; embora a condição em que me encontro não seja a pior, reclamo e me inquieto – nem estou doente nem são.

3. Não é necessário que me diga que todas as virtudes são fracas, no início, que firmeza e força são acrescentadas com o passar do tempo. Tenho também plena consciência de que as virtudes que lutam para se mostrar, isto é, lutam por posição, pela fama da eloquência e por tudo que vem com o veredito de outras pessoas se fortalecem à medida que o tempo passa – tanto aquelas que fornecem força verdadeira quanto as que nos enganam com uma espécie de verniz com a intenção de agradar, todas devem esperar longos anos até que, gradualmente, o tempo desenvolva a cor – mas temo muito que o hábito, que traz estabilidade à maioria das coisas, possa tornar esse meu defeito mais profundamente enraizado. O longo relacionamento induz amor por coisas ruins tanto quanto pelas boas.

4. A natureza dessa fraqueza mental que oscila entre duas coisas e não pende fortemente nem para o certo nem para o errado é algo que não posso mostrar tão bem de

uma só vez, tanto quanto por partes, uma de cada vez; vou lhe contar o que me acomete – você encontrará um nome para minha enfermidade.

5. Sou possuído pelo amor por frugalidade, devo confessar; não gosto de um sofá feito para exibir, nem de roupas tiradas de um baú ou pressionadas por pessoas e mil rolos para que fiquem lisas e brilhantes, mas das caseiras e baratas, que não são preservadas nem submetidas a cuidado aflito.

6. A comida que aprecio não é preparada nem supervisionada por uma coleção de escravos, não precisa ser solicitada com muitos dias de antecedência nem servida por muitas mãos, mas é fácil de obter e abundante; não tem nada de inacessível ou caro nela, em nenhum lugar ela faltará, não sobrecarrega o bolso nem o corpo, nem volta por onde entrou.

7. O criado de que gosto é um jovem escravo nascido em casa, sem treinamento ou habilidade; a prata é o prato pesado de meu pai camponês, sem carimbo com o nome de quem o produziu, e a mesa não é notável pela variedade de suas marcações ou conhecida na cidade pelos diversos proprietários elegantes por cujas mãos já

passou, mas é útil e não atrai por muito tempo os olhos encantados ou invejosos de nenhum convidado.

8. Então, depois de aprovar plenamente todas essas coisas, minha mente é ofuscada pela magnificência de pajens da escola de treinamento, pela visão de escravos enfeitados com ouro e arrumados com mais cuidado que os líderes de uma parada, e por todo um regimento de criados reluzentes; pela visão de uma casa onde até se pisa sobre pedras preciosas e riquezas são espalhadas por todos os cantos, onde até os telhados brilham e toda a cidade corteja e acompanha uma herança a caminho da ruína. E o que dizer sobre as águas, transparentes até o fundo, que fluem em torno dos convidados que se banqueteiam, sobre os banquetes que condizem com o ambiente?

9. Depois de muito tempo de parcimônia, o luxo fluiu à minha volta com a riqueza de seu esplendor, ecoou por todos os lados. Minha visão falha por um instante, pois é mais fácil elevar o coração para tudo isso, em vez dos olhos. E assim eu volto, não pior, mas mais triste, e não ando mais entre minhas minguadas posses de cabeça ereta como antes, e surge ali um incômodo secreto e a dúvida sobre se a outra vida não é melhor. Nenhuma dessas coisas me modifica, mas nenhuma delas deixa de me perturbar.

10. Resolvo obedecer às ordens de meus professores e mergulho no meio da vida pública; decido tentar conquistar um cargo e o consulado, atraído, é claro, não pelo púrpura ou pelo machado de lictor, mas pelo desejo de ser mais prestativo e útil aos amigos e parentes e a todos os meus compatriotas, e depois a toda a humanidade. Pronto e determinado, sigo Zenão, Cleantes e Císipo[1], que, no entanto, não entraram na vida pública, mas incentivaram outros a participar dela.

11. E então, sempre que alguma coisa inquieta minha mente, que não está acostumada e enfrentar choques, sempre que algo acontece e é indigno de mim, e muitas coisas assim acontecem na vida de todos os seres humanos, ou não se desenvolve com muita facilidade, ou quando coisas às quais não se deve atribuir grande valor exigem muito de meu tempo, volto à minha calmaria e, como o rebanho cansado também faz, apresso o passo a caminho de casa.

12. Decido confinar minha vida entre minhas próprias paredes: "Que ninguém", digo, "que não me ofereça compensação digna por perda como essa me roube um único dia; que minha mente se concentre nela mesma,

---
[1] Filósofos gregos. (N.T.)

que cultive a si mesma, que não se ocupe de nada externo, nada que requeira um juiz; que ela ame a tranquilidade que é distante do interesse público e privado".

13. Mas, quando minha mente é despertada por leituras de grande bravura e nobres exemplos me provocam a agir, quero correr para o Fórum, emprestar minha voz a um homem; oferecer assistência a outro, esforçar-me para ajudar, mesmo que de nada adiante, ou contestar no tribunal o orgulho de alguém que foi, infelizmente, inflado por seu sucesso.

14. E, em meus estudos literários, creio que é certamente melhor fixar-me no tema propriamente dito, conservá-lo acima de tudo quando falo e, enquanto isso, confiar no assunto para fornecer as palavras, de forma que a linguagem simples possa segui-lo aonde ele a levar. Eu digo: "Que necessidade existe de compor algo que vai durar séculos? Não desistiria de lutar para impedir que a posteridade se cale sobre você? Nasceu para morrer; um funeral silencioso é menos incômodo! E, para passar o tempo, escreva alguma coisa com um estilo simples, para uso próprio, não para publicação; aqueles que estudam para o presente têm menos necessidade de trabalhar".

15. Por outro lado, quando minha mente é elevada pela grandeza de seus pensamentos, torna-se ambiciosa por palavras, e com aspirações mais altas ela deseja maior expressão, e questões de linguagem a impelem a corresponder à dignidade do tema: esquecido, então, de minha regra e meu mais contido julgamento, sou alçado a maiores alturas por um vocabulário que não é mais o meu.

16. Para não me alongar em mais detalhes, sou em todas as coisas acompanhado por essa fraqueza de boa intenção. De fato, temo estar perdendo terreno pouco a pouco, ou, o que me causa preocupação ainda maior, estar como alguém sempre a um passo de cair, talvez em condição mais séria do que percebo, porque temos uma visão favorável de nossos problemas particulares, e a parcialidade sempre prejudica nosso julgamento.

17. Acredito que muitos homens alcançariam a sabedoria se não pensassem já tê-la alcançado, se não ignorassem certas características de sua personalidade e passassem por outras de olhos fechados. Pois não há razão para supor que a adulação de outras pessoas seja mais prejudicial a nós mesmos que a nossa. Quem ousa dizer a verdade a si mesmo? Quem, embora cercado por uma horda de aduladores, não é senão seu maior lisonjeador?

18. Imploro, portanto, se tem algum remédio que possa servir para pôr fim a essa minha flutuação, que me considere digno de contrair essa dívida em troca de tranquilidade. Sei que essas minhas perturbações mentais não são perigosas e não prometem tempestade; para expressar o que sinto com uma metáfora apropriada, estou incomodado, não com uma tempestade, mas com um enjoo do mar. Então, tire de mim esse problema, qualquer que seja ele, e socorra alguém que luta para se controlar diante da terra à vista.

Capítulo 2

SÊNECA A SERENO

1. Na verdade, Sereno, há muito tempo me pergunto em silêncio a que compararia tal condição da mente, e não consigo encontrar nada que se aproxime tanto dela quanto o estado daqueles que, depois de libertados de longa e grave enfermidade, sofrem episódios de febre e leves transtornos e, livres dos últimos vestígios deles, ainda se inquietam com desconfiança e, embora completamente bem, oferecem o pulso ao médico e se queixam injustamente de algum sinal de calor no corpo. Não é que eles não estejam bem fisicamente, Sereno, o problema é que não estão habituados a estarem bem; da mesma forma que um mar calmo exibe algumas ondulações, especialmente quando acabou de se acalmar depois de uma tempestade.

2. Você precisa, portanto, não de uma das medidas mais drásticas que deixamos para trás, da necessidade de enfrentar a si mesmo neste ponto, de se zangar com você mesmo por isso, de advertir-se com severidade, mas do que vem por último: confiar em si mesmo e acreditar que está no caminho certo, e que não foi desencaminhado pelas inúmeras vias cruzadas daqueles que vagam em todas as direções, alguns deles perambulando bem perto do caminho.

3. Mas o que você deseja é algo grandioso e supremo e muito próximo do divino – ser inabalável. A estabilidade mental duradoura que os gregos chamam de *eutimia*, "bem-estar da alma", sobre a qual Demócrito criou um excelente tratado; eu chamo de tranquilidade. Porque não há necessidade de imitar e reproduzir palavras em

sua forma grega; a coisa propriamente dita, que está em discussão, deve ser designada por algum nome que deve ter não a forma, mas a força da palavra grega.

4. O que procuramos, portanto, é como a mente pode buscar sempre um curso estável e favorável, manter-se bem-disposta em relação a si mesma e ver sua condição com alegria, sem sofrer interrupção desta alegria, mas aderindo a um estado pacífico, sem nunca ser elevada ou deprimida. Isso é "tranquilidade". Vamos ver, de maneira geral, como ela pode ser obtida; depois poderá apropriar-se tanto quanto quiser do remédio universal.

5. Enquanto isso, devemos trazer à luz toda a enfermidade, e cada um reconhecerá, então, sua parte dela; ao mesmo tempo, você vai entender como tem muito menos problemas com sua autodepreciação do que aqueles que, acorrentados a alguma declaração exuberante e se debatendo sob o peso de algum título importante, são retidos mais por vergonha do que pela vontade na farsa que estão encenando.

6. Todos se enquadram no mesmo caso, tanto os que, por um lado, são atormentados por inconstância e tédio, mudando continuamente de propósito, quanto os que,

por outro lado, bocejam em letargia. Acrescente também aqueles que, como os desafortunados que têm dificuldades para dormir, mudam de posição e se acomodam primeiro de um jeito, depois de outro, até que, finalmente, o cansaço traz o repouso. Alterando repetidamente sua condição de vida, são finalmente deixados naquela em que não o desgosto de fazer uma mudança, mas a velhice, que é avessa a inovações, os encontrou. E junte também aqueles que, não por falta de firmeza de caráter, mas por inércia, não são flexíveis o bastante e vivem não como querem, mas como começaram.

7. As características da enfermidade são incontáveis, mas ela só tem um efeito – a insatisfação consigo mesmo. Isso decorre da falta de atitude mental e de desejos tímidos ou não realizados, quando os homens não ousam ou não alcançam tanto quanto desejam e tornam-se inteiramente dependentes da esperança; esses homens são sempre instáveis e mutáveis, como deve ser, necessariamente, o destino daqueles que vivem em suspense. Eles tentam alcançar suas preces por todos os meios, ensinam-se e obrigam-se a fazer coisas desonrosas e difíceis e, quando seus esforços não são recompensados, torturam-se com inúteis vergonha e pesar, não por terem desejado o que era errado, mas por terem desejado em vão.

8. Então, o arrependimento por aquilo que começaram os domina, e também o medo de começar de novo, e depois chega sorrateiramente a agitação mental que não encontra razão, porque eles não podem controlar nem obedecer aos seus desejos, e a hesitação de uma vida que não consegue encontrar seu caminho evidente, e depois o torpor de uma alma que jaz inerte em meio a esperanças abandonadas.

9. E todas essas tendências são agravadas quando, por ódio da laboriosa frustração, os homens buscam refúgio no ócio e em estudos solitários, que são intoleráveis para a alma interessada pelos assuntos públicos, desejosa de ação e naturalmente inquieta, porque, certamente, encontra em si poucos recursos; quando, portanto, perde o prazer que a própria ocupação proporciona aos homens ocupados, a mente não consegue suportar a casa, a solidão e as paredes de um cômodo, e vê com desgosto que foi deixada por conta própria. Daí surgem o tédio, a insatisfação e a hesitação de uma mente que não encontra descanso em lugar nenhum, e a triste e lânguida resistência do ócio; especialmente quando se tem vergonha de confessar as verdadeiras causas dessa condição e a timidez direciona suas torturas para o interior; os desejos se acumulam em estreito confinamento

de onde não há escapatória, estrangulam-se uns aos outros.

10. Daí vêm o pesar e a melancolia e milhares de instabilidades de uma mente insatisfeita, que suas aspirações mantêm em suspense, e depois a decepção substitui a melancolia. A seguir aparece aquele sentimento que faz os homens odiar o próprio ócio e reclamar de que não têm nada com que se ocupar; depois, a inveja amarga do progresso alheio. De sua preguiça infeliz nasce a inveja, e, por não conseguirem alcançar o sucesso, eles desejam que todo mundo fracasse. Então, dessa aversão ao progresso dos outros e da falta de esperança no próprio sucesso, a mente se revolta contra o destino e se queixa dos tempos, retrai-se para os cantos e lamenta o próprio problema, até ficar exausta e farta dela mesma.

11. Porque é da natureza da mente humana ser ativa e propensa ao movimento. É bem-vinda a ela toda oportunidade para empolgação e distração, e ainda mais bem-vindas são todas aquelas piores naturezas que, espontaneamente, se desgastam com o uso. Da mesma forma que existem dores que anseiam por mãos que as machuquem e se alegram com o toque, e da mesma forma que todo prurido do corpo se delicia com tudo que o coce, exatamente assim, eu diria, aquelas mentes pelas quais, digamos assim, desejos se espalharam como feridas perniciosas encontram prazer no sofrimento e na vexação.

12. Porque há certas coisas que satisfazem nosso corpo enquanto também provocam algum tipo de dor, como se virar e mudar de lado antes de ter-se cansado da posição anterior e mudar de posição o tempo todo para se refrescar. Aquiles, o herói de Homero, é assim – ora deitado de bruços, ora de costas, colocando-se em várias posições e, como fazem os homens doentes, incapaz de suportar qualquer coisa por muito tempo e usando mudanças como remédios.

13. Por isso os homens se laçam em viagens tão longas, vagam por costas distantes, e sua volubilidade, sempre insatisfeita com o presente, dá evidências de si mesma ora em terra, ora no mar. "Agora vamos a Campânia", eles dizem, e depois, quando há calmaria, "Vamos conhecer regiões mais inóspitas, vamos explorar os caminhos de Brúcio e Lucânia"[2]. No entanto, em meio a tudo isso, falta alguma coisa – algo agradável que toque

---

[2] Terceira das região criadas pelo imperador romano Augusto, também chamada de *Regio III*. Campânia integrava a primeira região. (N.T.)

seus olhos mimados e traga alívio para os rigores daquelas regiões tão desafiadoras: "Vamos para Tarento com seu porto famoso e seu inverno moderado, um território rico o bastante para acomodar um povo numeroso até mesmo na Antiguidade". Os ouvidos passaram muito tempo longe dos gritos e do ruído; a essa altura, é um prazer, para eles, apreciar até o sangue humano.

14. Assim como as viagens se sucedem, um espetáculo substitui o outro, e como diz Lucrécio: "Assim cada um foge sempre de si mesmo". Mas para que fugir se não nos podemos evitar? Seguimo-nos sempre, sem nos desembaraçarmos desta intolerável companhia.

15. Temos que compreender, então, que o que nos importuna não é culpa dos lugares, mas de nós mesmos; quando há a necessidade de resistência, somos fracos, e não somos capazes de suportar dificuldade, ou prazer, ou nós mesmos, ou qualquer coisa por muito tempo. É isso que leva alguns homens à morte, porque, alternando constantemente seu propósito, eles foram sempre levados às mesmas coisas e nunca se permitiram espaço para nada novo. Começaram a se cansar da vida e do mundo, e das autoindulgências que os arruinaram nasceu o pensamento: "Por quanto tempo vou suportar as mesmas coisas?"

Capítulo 3
O REMÉDIO. DOUTRINA DE ATENODORO

1. Você pergunta que ajuda, em minha opinião, deve ser empregada para superar esse tédio. O melhor caminho seria, como diz Atenodoro[3], ocupar-se com questões práticas, a administração de assuntos públicos e os deveres de um cidadão. Porque, enquanto alguns homens passam o dia buscando o sol, fazendo exercícios e cuidando do corpo, e os atletas consideram muito mais proveitoso dedicar a maior parte do dia ao desenvolvimento dos músculos e da força a que se dedicaram exclusivamente, também para você, que está treinando a mente para o esforço da vida política, é muito mais desejável estar ocupado com uma tarefa. Porque, sempre que um homem tem o propósito definido de tornar-se útil aos seus compatriotas e a todos os mortais, ele pratica e serve ao mesmo tempo quando se coloca no meio de deveres ativos, servindo da melhor

---
[3] Atenodoro de Tarso, filósofo estoico. (N.T.)

maneira possível aos interesses tanto do público quanto do particular.

2. "Mas como", ele continua, "neste mundo insano de ambição onde ardis tão frequentemente distorcem o certo em errado, simplicidade raramente é segura e é sempre certo o encontro com alguém que mais atrapalha que ajuda, devemos, de fato, nos afastar do Fórum e da vida pública, mas uma grande mente tem uma oportunidade para mostrar-se com liberdade mesmo na vida privada; da mesma forma que a atividade de leões e animais não é restrita por suas tocas, também o homem alcança suas maiores realizações em recolhimento.

3. "Porém, que um homem se recolha sem esquecer que, onde quer que se dedique ao ócio, deverá estar disposto a beneficiar homem e humanidade com seu intelecto, sua voz e sua orientação. Porque o homem que presta bom serviço ao Estado não é só aquele que apresenta candidatos, defende acusados e vota por paz e guerra, mas é também aquele que aconselha os jovens, que promove a virtude na mente deles, suprindo a grande falta de bons professores, que contém aqueles que correm loucamente em busca de dinheiro e luxo e os traz de volta e que, se nada mais realiza, pelo menos os retarda – esse homem presta um serviço público mesmo na vida privada.

4. "Ou realiza mais aquele que na função de pretor[4], seja em casos entre cidadãos e estrangeiros, ou em casos entre cidadãos, decide para satisfazer o veredito que seu assistente formulou, do que aquele que ensina o significado de justiça, de piedade, de resistência, de coragem, de desprezo pela morte, de conhecimento dos deuses, e como é segura e livre a bênção de uma boa consciência?

5. "Se, então, o tempo que você roubou dos deveres públicos é dedicado aos estudos, você nunca terá desertado, nem recusado seu posto. Porque um soldado não é apenas alguém que se perfila e defende o flanco direito ou esquerdo, mas também é aquele que guarda os portões e os tanques, não em uma função ociosa, mas menos perigosa, que fica de vigia à noite e é encarregado da despensa; esses postos, embora não sejam sangrentos, também contam como serviço militar.

6. "Se você se dedica aos estudos, terá escapado de todo desgosto na vida, não ansiará pela chegada da noite

---

[4] Magistrado que administrava a Justiça na Antiga Roma. (N.T.)

por estar cansado da luz, nem será enfadonho para si mesmo ou inútil aos outros; atrairá muitas amizades, e aqueles que se reunirem à sua volta serão os mais excelentes.

7. "Porque a virtude, embora obscurecida, nunca é escondida, mas sempre dá sinais de sua presença; quem for digno a encontrará seguindo suas pegadas. Mas se desistimos totalmente da sociedade e, voltando as costas à raça humana, vivemos com os pensamentos fixos apenas em nós mesmos, essa solidão destituída de todo interesse será seguida pela falta de alguma coisa a ser conquistada. Começaremos a erigir alguns edifícios, demolir outros, fazer o mar recuar, fazer as águas fluir, apesar dos obstáculos da natureza, e daremos mal uso ao tempo que a natureza nos deu para usar.

8. "Alguns o utilizam com parcimônia, outros o desperdiçam; alguns o ocupam de tal forma que conseguem dar um relato dele, outros de um jeito – e nada pode ser mais vergonhoso – que não resta nenhuma contabilidade. Muitas vezes, um homem muito velho não tem nada para provar que viveu muito, além de seus anos."

Capítulo 4

DOUTRINA PESSOAL DE SÊNECA

1. Para mim, meu querido Sereno, Atenodoro parece ter-se rendido muito rapidamente aos tempos, ter-se retirado depressa demais. Eu mesmo não negaria que às vezes é preciso se retirar, mas deve ser um afastamento gradual, sem render-se aos padrões, sem desistir da honra de um soldado; são mais respeitados por seus inimigos e encontram-se mais seguros aqueles que chegam a um acordo com as armas em suas mãos.

2. Isso é o que penso que deve fazer a virtude e aqueles que a praticam. Se o destino se impõe e elimina a oportunidade de ação, que um homem não dê as costas imediatamente para fugir, jogando fora suas armas e procurando um esconderijo, como se houvesse algum lugar onde o destino não pudesse encontrá-lo, mas que se dedique a seus deveres com mais parcimônia e, depois de tomar a decisão, que encontre alguma coisa em que possa ser útil ao Estado.

Sobre a tranquilidade da alma

3. Ele não pode ser um soldado? Que procure um cargo público. Precisa viver em uma posição privada? Que seja um advogado. Está condenado ao silêncio? Que ajude seus compatriotas com seu apoio silencioso. É perigoso até entrar no Fórum? Em casas particulares, nos espetáculos públicos, em banquetes, que ele se mostre um bom camarada, um amigo fiel, um comensal comedido. Ele perdeu os deveres de um cidadão? Que exercite os de um homem.

4. A razão para nossa magnanimidade em não nos fechar entre as muralhas de uma cidade, em seguir no relacionamento com toda a terra, e em reclamar o mundo como nosso território era que poderíamos ter um campo maior para nossa virtude. O tribunal está fechado para você, e foi banido dos palanques e das eleições? Veja quantos territórios extremamente amplos estão abertos atrás de você, quantos povos; nunca se pode estar isolado de uma parte tão grande que outra ainda maior não tenha permanecido disponível.

5. Mas veja se tudo isso não é sua culpa; se não está disposto a servir ao Estado, exceto com cônsul, prítane, arauto ou sufete. E se você não aceitasse servir o exército, exceto como general ou tribuno? Mesmo que outros devam defender a linha de frente e você esteja entre os da terceira linha, de onde estiver, sirva com sua voz, com incentivo, exemplo e disposição; mesmo que as mãos de um homem sejam cortadas, ele descobre que pode fazer alguma coisa de seu lado na batalha, se ocupar sua posição e ajudar nos gritos.

6. É uma coisa assim que você deve fazer. Se o destino o removeu da posição mais avançada no Estado, você deve, mesmo assim, defender sua posição e ajudar com os gritos, e, se alguém fechar sua garganta, você deve, mesmo assim, defender sua posição e ajudar em silêncio.

7. O serviço de um bom cidadão nunca é inútil; ele ajuda ao ser ouvido e visto, por sua expressão, por seus gestos, por sua obstinação silenciosa e até por seu caminhar. Como existem algumas coisas salutares que, mesmo que não as saboreemos e não as toquemos, nos beneficiam com seu simples odor, também a virtude projeta sua vantagem mesmo de longe, e do esconderijo. Se ela caminha a passos largos e torna-se ativa por conta própria, ou se é forçada a recolher as velas e não aparecer nem se impor, ou é inativa, muda e contida em limites estreitos, ou se é exibida abertamente, não importa qual é sua condição, ela sempre faz bem.

8. Por que, então, você acha que o exemplo de alguém que vive em honrado retiro tem pouco valor? Da mesma maneira, o melhor caminho é combinar ócio e trabalho, sempre que obstáculos casuais ou a condição do Estado impeçam o indivíduo de viver uma vida realmente ativa; porque um homem nunca é completamente privado de todos os objetivos, de forma que não reste nenhuma oportunidade para uma atividade honrada.

Capítulo 5

1. É possível encontrar cidade mais arrasada que a dos atenienses, quando era destruída pelos Trinta Tiranos? Eles mataram mil e trezentos cidadãos, todos os melhores homens, e por esse motivo não estavam propensos a parar, pois sua crueldade se alimentava do próprio fogo. Na cidade onde existia o Areópago, um bom tribunal temente aos deuses, onde havia um Senado e uma assembleia popular que era como um Senado, lá eram reunidos todos os dias um lamentável colegiado de carrascos, e a infeliz casa do Senado foi estreitada pelos tiranos! Poderia aquela cidade jamais encontrar paz, havendo nela tantos tiranos quanto eram os satélites? Não havia então nenhuma esperança de recuperação da liberdade, nem parecia haver espaço para nenhum tipo de ajuda contra tão poderosa força de homens perversos. Por que onde o Estado devastado poderia encontrar suficientes Harmódios[5]?

2. Mas Sócrates lá estava, e ele confortou os enlutados pais da cidade, incentivou aqueles que perdiam a esperança no Estado, reprovou os ricos que agora temiam por sua riqueza, induzindo-os a um arrependimento tardio por sua perigosa ganância, enquanto dava um grande exemplo àqueles que se dispunham a segui-lo, porque era um homem livre entre trinta senhores.

3. Mas foi esse homem que a própria Atenas assassinou na prisão, e a própria Liberdade não suportou a liberdade de alguém que debochou confiante de um bando de tiranos. E talvez você saiba que o homem sábio tem oportunidade para mostrar seu poder quando o Estado é assolado por problemas, e que afronta, inveja e mil

---

[5] Tornou-se conhecido como um dos Tiranicidas (o outro era Aristógito), reconhecido como herói por ter matado Hiparco, filho de Pisístrato, responsável pela introdução da tirania em Atenas. (N.T.)

outros vícios covardes podem exibir-se quando ele é próspero e feliz.

4. Portanto, devemos expandir ou reduzir nossos esforços de acordo com como o Estado se apresenta a nós, de acordo com como o destino nos permite, mas, de qualquer maneira, devemos seguir adiante, e não devemos nos deixar atar e entorpecer pelo medo. Não, é um homem de verdade aquele que, quando perigos ameaçam de todos os lados, quando armas e correntes são brandidas em torno dele, não arrisca nem esconde sua virtude; porque salvar-se não significa enterrar-se.

5. Cúrio Dentato[6] disse, e concordo com isso, que teria preferido ser um homem morto a um morto vivo; porque o pior dos males é deixar de estar entre os vivos antes de morrer. Mas, se você viver um tempo quando não for assim tão fácil servir ao Estado, o necessário curso a seguir será ocupar mais tempo com ócio e cartas, e, como se empreendesse uma perigosa viagem, parar no porto de tempos em tempos, e, sem esperar que assuntos públicos o libertem, afastar-se deles por conta própria.

---

[6] Mânio Cúrio Dentato, eleito três vezes cônsul na República Romana. (N.T.)

Capítulo 6

1. Nosso dever, no entanto, será, primeiro, examinar a nós mesmos, depois os assuntos que devemos tratar e, por último, aqueles por quem ou em cuja companhia os tratamos.

2. Acima de tudo isso, é necessário que um homem se avalie verdadeiramente, porque é comum pensarmos que podemos fazer mais do que somos capazes. Um homem erra grosseiramente contando com sua eloquência, outro exige mais do destino do que ele pode dar, outro sobrecarrega um corpo fraco com tarefas laboriosas.

3. Alguns homens, por seu acanhamento, são inadequados às questões civis, que requerem uma aparência forte; outros, por razão de seu orgulho obstinado, não servem para o tribunal; alguns não controlam a raiva, e qualquer tipo de provocação os leva às palavras ríspidas; alguns não sabem como controlar o humor e não conseguem evitar piadas perigosas. Para todos esses, o retiro é mais útil que o trabalho.

4. Uma natureza teimosa e impaciente deve evitar todos os estímulos a uma liberdade de expressão que pode se mostrar prejudicial.

5. Em seguida, devemos avaliar os problemas que estamos assumindo e devemos comparar nossa força com as coisas que vamos tentar fazer; porque o executor deve ser sempre mais forte que sua tarefa; cargas que são pesadas demais vão, necessariamente, esmagar quem as carrega. Há certas empreitadas, além do mais, que não são tão grandes quanto prolíficas, e por isso levam a muitos outros esforços.

6. Você não só deve evitar as que geram novas e variadas ocupações, como não deve iniciar uma tarefa da qual não possa desistir; deve abordar aquelas que pode concluir, ou que tenha esperança de concluir, pelo menos, deixando intocadas aquelas que se tornam maiores à medida que você avança e não terminam no ponto por você pretendido.

7. E devemos tomar cuidado, particularmente, ao escolhermos os homens, considerando se são dignos de dedicarmos parte de nossa vida a eles, ou se o sacrifício

de nosso tempo também se estende ao deles; porque certas pessoas cobram de nós os serviços que prestamos a elas.

8. Atenodoro diz que não faria uma refeição com um homem que não se sentisse grato a ele por isso. Suponho que entenda que ele também não comeria com quem recompensa à mesa os serviços dos amigos, como se a refeição fosse uma doação, como se honrar outras pessoas fosse um excesso. Suprima espectadores e testemunhas, e eles não terão prazer na gulodice solitária.

9. Mas reflita se sua natureza é mais bem-adaptada a ocupações ativas ou ao estudo e à contemplação no ócio, e siga o curso ao qual sua inclinação o dirige. Isócrates[7] orientou Éforo[8] e o tirou do Fórum, convencido de que ele seria mais útil compilando os registros da história; porque tendências inatas respondem mal à compulsão, e o trabalho é inútil se enfrenta a oposição da natureza.

---

[7] Orator e retórico ateniense, considerado o Pai da Oratória por ter sido o primeiro a escrever discursos, que serviam de modelo a seus discípulos. (N.T.)
[8] Historiador grego. (N.T.)

Sobre a tranquilidade da alma

Capítulo 7

1. Nada, porém, dá tanto prazer à mente quanto a amizade fiel e afetuosa. Que bênção é poder contar com aqueles a cujo coração todo segredo pode ser confiado em segurança, cujo conhecimento a seu respeito você teme menos que o conhecimento que tem de si mesmo, cuja conversa acalma sua aflição, cuja opinião auxilia sua decisão, cuja alegria dispersa sua tristeza, cuja mera aparição traz alegria! Devemos, é claro, escolher aqueles que são livres de desejos egoístas, até onde sabemos; porque os vícios se espalham sem que se perceba e contaminam rapidamente aqueles que estão mais próximos, prejudicando pelo contato.

2. E assim, como em tempos de pestilência, devemos ter o cuidado de não permanecer perto daqueles que já estão infectados e inflamados pelo desejo, porque corremos o risco de exposição e contágio pelo próprio hálito, então, ao escolher nossos amigos, devemos estar atentos ao seu caráter, de forma que nos associemos àqueles que são marcados por menos máculas; juntar o doente e o são é disseminar a enfermidade. No entanto, não ignoro a regra de que não se deve seguir ou associar-se a outro que

não um homem sábio. Porque onde encontrará aquele que procuramos por tantos séculos? Em vez do melhor homem, aceite o que é menos ruim!

3. Oportunidade para escolha mais feliz dificilmente surgiria se estivesse procurando um homem bom entre os Platões e Xenofontes, e os outros gloriosos companheiros do grupo socrático, ou ainda, se tivesse ao seu dispor alguém da era de Catão, quando existiram muitos homens dignos de nascer na mesma época que ele, como também houve muitos que eram piores do que jamais se teve notícia, mentores dos crimes mais monstruosos; porque as duas classes eram necessárias para que Catão fosse compreendido – ele precisava ter bons homens cuja aprovação fosse capaz de conquistar e precisava dos maus para provar sua força. Mas hoje em dia, com tão grande penúria de pessoas honestas, deve-se ser menos exigente na escolha.

4. Porém, evite em especial os que são melancólicos e reclamam de tudo, que sentem prazer diante de toda oportunidade para queixas. Mesmo garantindo a lealdade e a amizade de um homem, a companhia que está sempre aborrecida e reclama de tudo é inimiga da tranquilidade.

Sobre a tranquilidade da alma

Capítulo 8

MAUS EFEITOS DA RIQUEZA

1. Vamos tratar agora da questão das fortunas, que são a maior fonte do sofrimento humano; porque, se você comparar todos os outros males de que padecemos: mortes, enfermidades, medos, anseios, as dores e os trabalhos braçais, aos males que o dinheiro traz, esta porção superará aquela em grande escala.

2. Então, devemos refletir quanto mais leve é o pesar de não ter dinheiro, comparado ao de perdê-lo; e devemos entender que, quanto menos pobreza há para perder, menor é a chance de sermos atormentados por isso. Porque você se engana se pensa que o rico sofre as perdas com mais alegria; a dor de uma ferida é a mesma nos maiores e nos menores corpos.

3. Bion[9] diz claramente que meio calvo e cabeludo sentem a mesma dor quando lhes puxam os cabelos. Pode estar

---
[9] Bion de Boristene, filósofo cínico grego. (N.T.)

certo de que o mesmo princípio vale para o pobre e o rico, que o sofrimento de ambos é o mesmo; porque o dinheiro tem grande poder sobre os dois e não pode ser removido sem que eles sintam. Mas, como eu disse, é mais suportável e mais fácil não adquirir do que perder e, portanto, você verá que aqueles que nunca tiveram fortuna são mais alegres que aqueles que a perderam.

4. Diógenes, o homem de alma nobre, entendeu essa norma e impossibilitou que qualquer coisa lhe fosse tirada. Você chama esse estado de pobreza, carência, necessidade, dá a essa situação qualquer nome desgraçado que quiser. Eu direi que esse homem é feliz, a menos que me mostre outro que não tenha nada a perder! Ou estou enganado ou é uma coisa nobre ser o único entre avarentos, trapaceiros, ladrões e saqueadores que não pode ser prejudicado.

5. Se alguém tem alguma dúvida sobre a felicidade de Diógenes, pode duvidar também da condição dos deuses imortais – se vivem infelizes por não terem mansões, nem jardins, nem propriedades caras arrendadas por um inquilino estrangeiro, nem uma imensa renda no Fórum. Todos que se curvam aos ricos não se envergonham? Vamos, ergam os olhos ao céu; verão os deuses

em absoluta pobreza, dando tudo e tendo nada. Acha que aquele que se despiu de todos os adornos da fortuna é um homem pobre, ou é simplesmente como os deuses imortais?

6. Diria que Demétrio, o libertado de Pompeu que não se envergonhava de ser mais rico que Pompeu, era um homem mais feliz? Houve um tempo em que ele, para quem dois subordinados e uma cela mais espaçosa teriam sido riqueza, recebia diariamente uma relação do número de escravos que tinha, como se fosse o general de um exército!

7. Mas o único escravo que Diógenes teve fugiu dele, e, quando foi localizado, ele achou que não valia a pena mandar buscá-lo. "Seria uma vergonha", disse, "Diógenes não ser capaz de viver sem Manes, se Manes é capaz de viver sem Diógenes." Mas, para mim, é como se ele tivesse gritado: "Fortuna, cuide de sua vida; Diógenes agora não tem nada de seu. Meu escravo fugiu – não, fui eu que me libertei com isso!"

8. Uma casa cheia de escravos requer roupas e comida; muitas barrigas de criaturas que estão sempre famintas precisam ser alimentadas, temos que comprar roupas

para elas e observar suas mãos para que não roubem, e usamos os serviços de pessoas que estão sempre chorando e praguejando. Quanto mais feliz é aquele cuja única obrigação é com o único a quem pode recusar tudo com facilidade, ele mesmo!

9. Porém, como não temos tamanha força de caráter, devemos ao menos reduzir nossas posses, de forma a estarmos menos expostos às ofensas da Fortuna. Na guerra, os homens mais adequados ao serviço são aqueles cujos corpos podem ser espremidos dentro da armadura, não os que se derramam para fora dela, e cujo volume avantajado os expõe a ferimentos. No caso do dinheiro, um valor que não desça à pobreza, mas que não esteja muito longe dela, é o mais desejável.

Capítulo 9

1. Além do mais, estaremos contentes com essa medida, se antes nos contentamos com a frugalidade, sem a qual nenhuma riqueza é suficiente e nenhum valor é grande

o bastante, especialmente porque o remédio está sempre à mão, e a pobreza pode se tornar riqueza por meio da economia.

2. Vamos adquirir o hábito de afastar de nós a mera pompa e medir o uso das coisas, não suas qualidades decorativas. Que a comida sacie a fome, que a bebida mate a sede; que a luxúria siga o curso da natureza; vamos aprender a contar com nossos membros e adequar nossa vestimenta e nosso modo de vida não às novas modas, mas aos costumes aprovados por nossos ancestrais; vamos aprender a aumentar o autocontrole, coibir o luxo, moderar a ambição, amenizar a raiva, ver a pobreza com olhos livres de preconceito, cultivar frugalidade, mesmo que muitos se envergonhem, mais ainda a fim de aplicar às necessidades da natureza os remédios que custam pouco, controlar esperanças desregradas e manter a mente voltada para o futuro, como se acorrentadas estivessem, e vamos decidir buscar nossas riquezas em nós mesmos, não na Fortuna.

3. Nunca é possível que toda desigualdade e injustiça da falta de sorte possam ser repelidas, que muitas tempestades não se abatam sobre aqueles que içam grandes velas. Devemos restringir nossas atividades a limites

estreitos, de forma que os dardos do destino possam cair no nada, e por essa razão exílios e desastres resultaram em benefícios, e males mais sérios foram curados por aqueles que vivem com mais leveza. Quando a mente desobedece aos preceitos e não pode ser restaurada por meios mais brandos, por que não usar, para seu próprio bem, pobreza, desgraça e violentas mudanças na sorte, atacando, dessa forma, o mal com o mal? Vamos, então, adquirir o hábito de fazer as refeições sem a variedade, de ser escravo de menos escravos, de ter roupas com o propósito para que foram criadas e morar em espaços menores. Não é só nas corridas e nas disputas do Circo, mas também na arena da vida que devemos nos limitar ao círculo mais interno.

4. Até para os estudos, o gasto, mesmo sendo muito honrado, só se justifica enquanto é limitado. De que adianta ter livros incontáveis e bibliotecas cujos títulos o proprietário não pode ler nem durante todo o tempo de uma vida? O aprendiz é, em vez de instruído, sobrecarregado pelo peso deles, e é muito melhor entregar-se a alguns autores do que vagar por muitos.

5. Quarenta mil livros foram queimados em Alexandria; deixe que outros elogiem essa biblioteca como o mais nobre monumento à riqueza de reis, como fez Tito

Lívio[10], que diz que ela foi a mais distinta realização do bom gosto e do cuidado dos reis. Não havia "bom gosto" ou "cuidado" nela, só luxo erudito – não, nem "erudito", já que eles colecionavam os livros não pelo aprendizado, mas para expor, da mesma forma que muitos que não têm nem o conhecimento de uma criança sobre as letras usam livros não como ferramentas de aprendizado, mas como decoração para a sala de jantar. Portanto, que sejam adquiridos tantos livros quanto forem suficientes, mas não apenas para mostrar.

6. "É mais respeitável", você diz, "gastar dinheiro com isso do que com bronzes coríntios e pinturas". Mas o excesso de qualquer coisa se torna defeito. Que desculpa se pode oferecer por um homem que procura ter estantes de livros de madeira nobre e marfim, onde coleciona as obras de autores desconhecidos ou desacreditados, e se senta bocejando entre esses milhares de livros, que extrai a maior parte de seu prazer das capas e dos títulos dos volumes?

7. Consequentemente, é nas casas dos homens mais ociosos que você encontra uma coleção completa de orações

---

[10] Historiador romano, autor da grande obra intitulada *Ab Urbe Condita*, que narra a história de Roma desde sua fundação até o início do século I da Era Cristã. (N.T.)

e história em caixas empilhadas até o teto; porque agora, entre banhos frios e banhos quentes, uma biblioteca equipada também é considerada um ornamento necessário em uma casa grandiosa. Eu perdoaria prontamente esses homens se fossem desencaminhados pela excessiva dedicação ao estudo. Mas essas coleções das obras de gênios sagrados com todos os retratos que as enfeitam foram compradas para fins de exibição e decoração de suas paredes.

Capítulo 10
Como se portar na infelicidade

1. Pode ser que você tenha chegado a alguma fase difícil da vida e que, antes que perceba, sua sorte, pública ou privada, seja amarrada por um laço que não pode arrebentar nem desamarrar. Mas reflita, só no início os prisioneiros se incomodam com o peso das correntes em

suas pernas; depois, quando decidem não lutar contra elas, mas apenas suportá-las, a necessidade os ensina a tolerá-las com coragem, e o hábito torna mais fácil suportá-las. Em qualquer tipo de vida você vai descobrir que há diversões, relaxamentos e prazeres se estiver disposto a pensar menos em seus males, em vez de torná-los odiáveis.

2. Em nenhum aspecto a natureza é mais merecedora de nossa gratidão, pois, sabendo para que mazelas nascemos, ela inventou o hábito como um alívio para desastres, e assim, rapidamente, nos faz acostumar com os males mais sérios. Ninguém poderia suportar a adversidade se, durante sua existência, ela mantivesse a mesma violência que tinha em seus primeiros golpes.

3. Todos nós estamos acorrentados ao destino. Alguns por uma corrente frouxa e dourada, outros por uma apertada corrente de metal mais básico; mas que diferença isso faz? O mesmo cativeiro mantém todos os homens, quem acorrenta também é acorrentado – a menos, talvez, que você pense que uma corrente na mão esquerda é mais leve. Alguns são acorrentados pelo serviço público, outros, pela riqueza; alguns carregam o peso de um nascimento nobre, outros, de uma origem

humilde; alguns se curvam sob o império alheio, outros, sob o próprio império; alguns são mantidos em um lugar pelo exílio, outros, por sacerdócios. A vida toda é uma servidão.

4. E, assim, um homem precisa se conformar com seu quinhão, reclamar dele o mínimo possível e agarrar todo bem que puder ter; nenhum estado é tão amargo que a mente calma não possa encontrar nele algum consolo. Até pequenos espaços podem, por intermédio de habilidoso planejamento, revelar diversas utilidades; e organização torna habitável um lugar de dimensões muito reduzidas. Aplique razão às dificuldades; é possível suavizar o que é duro, ampliar o que é estreito, e fardos se tornam menos pesados para aqueles que os carregam com habilidade.

5. Além do mais, não devemos projetar nossos desejos em uma busca distante, mas permitir que tenham acesso ao que está próximo, já que eles não suportam ser silenciados. Abandonemos essas coisas que não podem ser feitas, ou que só podem ser feitas com dificuldade, e vamos perseguir o que está perto, à mão, e desperta nossa esperança, mas saibamos que todas são igualmente triviais, diferentes na aparência externa, mas vãs

internamente. E não invejemos os que estão em posições mais altas; onde há altura, há precipícios.

6. Aqueles, por outro lado, que um quinhão mau pôs em posição crítica estarão mais seguros diminuindo seu orgulho das coisas que são orgulhosas por elas mesmas e reduzindo sua fortuna, na medida do possível, ao nível comum. Embora haja muitos que devam, necessariamente, agarrar-se ao seu pináculo, de onde não podem descer sem cair, eles podem servir de testemunho de que seu maior fardo é justamente serem forçados a sobrecarregar outras pessoas, não sendo alçados, mas presos a sua posição elevada. Com justiça, bondade, cortesia e exuberante e generosa doação, que eles preparem muitas garantias contra percalços futuros, na esperança de permanecerem com menos dificuldade onde estão.

7. Mas nada pode nos libertar dessas oscilações mentais com mais eficiência que sempre estabelecer algum limite para o progresso e não deixar ao destino a decisão de quando ele deve terminar, mas parar por conta própria bem antes do limite sugerido por experiências alheias. Assim, haverá alguns desejos para estimular a mente, e, no entanto, por terem sido restritos por limites, eles não levarão ao que é ilimitado e incerto.

Capítulo 11

SUPERIORIDADE E DESPRENDIMENTO DO SÁBIO

1. Estes meus comentários servem não para o homem sábio, mas para aqueles que ainda não são perfeitos, para o medíocre e o instável. O homem sábio não precisa caminhar acanhado e com cautela; porque é tão grande sua autoconfiança que ele não hesita em contrariar a Fortuna e nunca recua diante dela. Nem tem nenhum motivo para temê-la, porque não conta apenas seus castelos, suas posses e posição, mas até seu corpo, olhos, mão e tudo que faz a vida muito preciosa para um homem, não, até ele mesmo, entre as coisas que lhe são confiadas, e ele vive como alguém que foi emprestado a si mesmo e devolverá tudo sem sofrimento quando for solicitado.

2. Não que ele se sinta diminuído aos próprios olhos, porque sabe que não pertence a si mesmo, mas cumpre todos os seus deveres com a mesma seriedade e

diligência que um homem devoto e sagrado costuma ter ao guardar a propriedade confiada a sua proteção.

3. Quando, no entanto, ele é solicitado a devolver tudo, não discute com a Fortuna, mas diz: "Sou grato pelo que tive e guardei. Administrei sua propriedade de forma muito vantajosa, mas, já que ordena, eu a devolvo, entrego-a com gratidão e alegria. Se ainda quiser que eu tenha algo de seu, guardarei isso também; se não, devolvo a você minha prata, a forjada e a cunhada, minha casa e os criados". Caso a natureza retome o que antes confiou a nós, também devemos dizer a ela: "Pegue de volta o espírito que é melhor do que quando você o deu. Não reclamo ou reluto; de minha livre vontade, estou pronto para entregar o que me deu antes de eu ter consciência – leve tudo!"

4. Que dificuldade há em devolver tudo ao lugar de onde você veio? Viverá doente o homem que não souber morrer bem. Portanto, devemos tirar o valor que atribuímos a essa coisa, e o sopro da vida deve ser considerado coisa barata. Como diz Cícero, sentimos hostilidade por gladiadores se eles ficam aflitos para salvar a própria vida, seja como for; se demonstram desprezo por ela, nós os apreciamos. O mesmo vale para nós, talvez você saiba;

porque, muitas vezes, a causa da morte é o medo de morrer.

5. A Senhora Fortuna, que nos usa para se divertir, diz: "Por que deveria salvar você, criatura rasteira e covarde? Será atormentada e castigada com muito mais feridas, porque não sabe como oferecer a garganta. Mas você, que recebe o aço com coragem e não encolhe o pescoço, nem ergue as mãos para impedir o golpe, terá vida mais longa e morte mais fácil".

6. Aquele que teme a morte nunca fará nada digno de um homem que está vivo, mas o que sabe que foram esses os termos estabelecidos para ele no momento de sua concepção viverá de acordo com o acertado e, ao mesmo tempo, com força mental, garantirá que nada do que aconteça seja inesperado. Porque, ao esperar o que quer que possa acontecer como se fosse certo, ele ameniza os ataques de todos os males, que não trazem nada de estranho para quem se preparou antecipadamente e os espera; é sobre o despreocupado e o que nada espera, além de boa Fortuna, que eles caem com maior peso.

7. Chegam doença, cativeiro, desastre, conflagração, mas nada disso é inesperado – eu sempre soube em que

companhia desordeira a natureza me colocou. Muitas vezes o choro por um morto foi ouvido em minha vizinhança; muitas vezes a tocha e a vela iluminaram o caminho de funerais inoportunos que passaram por minha porta; muitas vezes o estrondo de um edifício desabando reverberou ao meu lado; muitos daqueles que o Fórum, o Senado e a conversa aproximaram de mim foram levados pela noite, e as mãos que se uniram em amizade foram separadas pelo túmulo. Eu deveria me surpreender se os perigos que sempre andaram à minha volta algum dia me alcançassem?

8. O número de homens que planeja uma viagem sem pensar em tempestades é muito grande. Eu nunca me envergonharei de citar um autor ruim, se o que ele diz é bom. Públio[11], que sempre que abandonava os absurdos da farsa e a linguagem dirigida à plateia tinha mais vigor que os escritores de comédia e tragédia, entre muitos outros enunciados mais contundentes que qualquer um que viesse do palco do drama, sem mencionar o da comédia, também disse isto: "**O que pode acometer um homem pode muito bem acometer todos**". Se um homem absorve realmente o sentido disso e, quando olha para os males sofridos por outros, dos quais há grande

---

[11] Públio Siro, escritor que viveu na Roma Antiga. (N.T.)

suprimento todos os dias, lembra que pode ser vítima deles também, ele se prepara contra esses males muito antes de ser atacado por eles. É tarde demais para equipar a alma para suportar perigos, depois que os perigos surgiram.

9. Você diz: "Não pensei que isso aconteceria", e "Você teria acreditado que isso ia acontecer?". Mas por que não? Onde estão os ricos que não têm pobreza, fome e mendicância os seguindo de perto? Que posição existe onde vestes bordadas, varinhas de áugure e calçados nobres não tenham no encalço trapos e desgraça – mil estigmas e descrédito? Que reino existe para o qual ruína, desconsideração, tirano e carrasco não sejam possibilidades? E essas coisas nem são afastadas por longos intervalos, entre o trono e dobrar os joelhos diante de outro alguém não há mais que o espaço de uma hora.

10. Saiba, então, que tudo na vida muda, e o que acontece com qualquer homem pode acontecer com você também. Você é rico: mas é mais rico que Pompeu? E a ele faltaram até pão e água quando Gaius, um velho compatriota, mas um novo tipo de anfitrião, abriu para ele a casa de César para que ele pudesse ter uma chance de fechar a sua! Embora fosse dono de muitos rios que

nasciam dentro de suas terras e desembocavam ainda nelas, ele teve que implorar por gotas de água. No palácio de seu compatriota ele pereceu de fome e sede e, enquanto morria faminto, seu herdeiro providenciava para ele um funeral de Estado!

11. Você ocupou os mais altos cargos; mas já teve posição tão grandiosa, tão inesperada, tão abrangente quanto aquela de Sejano?[12] No entanto, no dia em que o Senado o condenou e executou, o povo o rasgou em pedaços! Do homem que havia acumulado tudo que deuses e homens podem conceder nada restou para o carrasco arrastar ao rio!

12. Você é um rei: não será Creso que citarei a você, alguém que viveu para ver a própria pira ser acesa e também ser extinta, que foi forçado a sobreviver, não só ao próprio reino, mas à própria morte, nem Jugurta, que o povo romano viu cativo menos de um ano depois de ele os ter amedrontado. Nós mesmos vimos Ptolomeu, rei de África, e Mitrídates, rei de Armênia, sob o ataque dos guardas de Gaius; um foi mandado para o exílio, o outro ficou aflito para ser mandado para lá! Diante dessa

---

[12] Lúcio Élio Sejano, prefeito da guarda pretoriana e, em um determinado período, homem mais influente na Roma antiga. (N.T.)

grande mutabilidade da Fortuna, que ora se move para cima, ora para baixo, a menos que considere que provavelmente será acometido por tudo que pode acontecer, você se coloca à mercê da adversidade, que qualquer homem pode vencer, se a vir primeiro.

Capítulo 12
FUGIR À AGITAÇÃO ESTÉRIL

1. Nosso próximo assunto será não trabalhar nem por fins inúteis nem inutilmente, isto é, não desejar o que não podemos conquistar, ou o que, se conquistado, nos fará entender tarde demais e depois de muita vergonha o vazio de nossos desejos. Em outras palavras, nem nosso trabalho deve ser em vão e sem nenhum resultado, nem o resultado deve ser indigno de nosso trabalho; porque a tristeza é certa se há falta de sucesso ou vergonha do sucesso.

2. Devemos reduzir a agitação que muitos homens demonstram ao perambular por casas, teatros e fóruns; envolvem-se nos assuntos alheios, e sempre parecem estar ocupados. Se você perguntar a um deles quando estiver saindo da casa "Aonde vai? O que pretende?", ele responderá: "Sinceramente, não sei; mas vou encontrar algumas pessoas, fazer alguma coisa".

3. Eles andam sem planos em busca de ocupação, e fazem não o que decidiram fazer, mas o que encontraram para fazer. Seu caminhar é sem rumo e sem propósito, como o das formigas que correm entre arbustos, que vão à toa até o topo de um graveto e depois descem; muitos homens são assim na vida, de um jeito que não seria injusto chamar de "ócio disfarçado".

4. Quando vê algum deles correndo como se fosse apagar um incêndio, você sente pena deles; é muito comum que colidam com quem encontram no caminho, caiam e derrubem os outros, embora corram o tempo todo para visitar alguém que não retribuirá a visita, ou para comparecer ao funeral de um homem que não conhecem, ou ao julgamento de alguém que está sempre envolvido em processos, ou ao noivado de uma mulher que está sempre se casando, e tendo se ligado a alguns imprestáveis,

a alguns lugares até os leva. Mais tarde, quando voltam para casa cansados por nenhum propósito, juram que nem eles mesmos sabem como saíram de casa, e no dia seguinte repetem a peregrinação pelo mesmo caminho.

5. Assim, que todo seu esforço seja dirigido para algum objeto, que ele mantenha algum propósito em vista! Não é atividade que faz os homens inquietos, mas falsas concepções os enlouquecem. Porque nem os loucos se agitam sem alguma esperança; ficam agitados com a mera aparição de algum objeto, cuja falsidade não é aparente à sua mente aflita.

6. Da mesma maneira, cada um dos que se adiantam para engrossar a multidão é levado pela cidade por razões triviais e sem valor; o amanhecer põe um homem em movimento, embora ele não tenha tarefa a cumprir, e, depois de ser esmagado na soleira de muitos homens, e de ter saudado seus detratores um após outro, e ter sido barrado por muitos, ele descobre que, de todos eles, nenhum é mais difícil de encontrar em casa que ele mesmo.

7. Desse mal deriva o mais repugnante vício de ouvir e espiar assuntos públicos e secretos e saber de muitas coisas que não é seguro dizer nem ouvir.

CAPÍTULO 13

1. Creio que Demócrito estava pensando nisso quando disse: "Se um homem deseja viver tranquilamente, que não se envolva em muitos assuntos públicos ou privados", referindo-se, é claro, aos assuntos inúteis. Porque, se a necessidade exige, devemos nos dedicar a muitos, até incontáveis assuntos, tanto públicos quanto privados; mas, quando não há o chamado do sagrado dever, devemos restringir nossas atividades.

2. Pois, se um homem se envolve em muitos assuntos, muitas vezes se coloca à mercê da sorte, quando o mais seguro é raramente desafiá-la, estar sempre atento a ela e nunca confiar em suas promessas. Diga: "Manterei as velas baixas, a menos que algo aconteça", e "Eu me tornarei pretório, a menos que algo me impeça" e "Minha empreitada será bem-sucedida, a menos que algo interfira".

3. Por isso dizemos que nada acontece a um homem sábio que contrarie suas expectativas – nós o isentamos não de acidentes, mas dos erros estúpidos da humanidade, nem todas as coisas acontecem como ele desejou, mas como ele pensou; mas seu primeiro pensamento foi o de

que alguma coisa poderia impedir seus planos. Então, também o sofrimento que invade a mente pelo abandono do desejo deve ser necessariamente menor, se não se prometeu necessariamente seu sucesso.

Capítulo 14

NÃO SE OBSTINAR CONTRA AS CIRCUNSTÂNCIAS

1. Também devemos nos tornar adaptáveis, ou nos apegamos aos planos que formamos, e devemos passar prontamente à condição à qual o acaso nos levou, e não ter medo de mudar de propósito ou posições – desde que a inconstância, um vício muito hostil para ser mantido, não se apodere de nós. Pois a obstinação, da qual a Fortuna sempre arranca alguma concessão, precisa ser aflita e infeliz, e muito mais pesarosa deve ser uma volubilidade que não exibe autocontenção em lugar nenhum.

Sobre a tranquilidade da alma

2. Ambas são inimigas da tranquilidade – a incapacidade de mudar e a incapacidade de resistir. Acima de tudo, a mente deve ser desviada de interesses externos para dentro dela mesma. Que tenha confiança em si mesma, que se alegre dela mesma, que também admire as próprias coisas, que se afaste o máximo possível das coisas alheias e se dedique a si mesma, que não sinta perdas, que interprete generosamente até as adversidades.

3. Zenão, nosso mestre, quando recebeu a notícia de um naufrágio e soube que todos os seus bens haviam afundado com o navio, disse: "O destino me impele a seguir a filosofia com menos impedimentos". Um tirano ameaçava o filósofo Teodoro de morte, inclusive sem sepultamento. "Você tem o direito", respondeu ele, "de fazer o que quiser, tem em seu poder apenas meio jarro de meu sangue; quanto ao sepultamento, é tolo se crê que, para mim, faz alguma diferença apodrecer sobre o solo ou abaixo dele".

4. Júlio Canus[13], um homem de rara grandeza, a quem admiramos mesmo sendo nosso contemporâneo, tinha enfrentado uma longa disputa com Gaius e, quando

---
[13] Filósofo estoico. (N.T.)

estava partindo, Fálaris[14] disse a ele: "Para que não possa, por nenhum acaso, confortar-se com nenhuma esperança tola, ordenei que seja executado". E ele respondeu: "Excelente príncipe, tem a minha gratidão".

5. Não sei bem o que ele queria dizer, porque muitas explicações me ocorrem. Queria ser ofensivo e mostrar a ele quanto podia ser grande sua crueldade, se fazia da morte uma gentileza? Ou debochava dele com as provas corriqueiras de insanidade – pois aqueles cujos filhos foram assassinados e cuja propriedade fora confiscada costumavam agradecer a ele – ou aceitava a morte como uma saída feliz? Seja qual for a explicação, foi uma resposta nobre.

6. Mas alguns dirão: "Havia a possibilidade de que, depois disso, Gaius ordenasse que ele seguisse vivo". Canus não tinha esse receio; sabia-se que, em relação a ordens dessa natureza, Gaius era um homem de palavra! Acredita que Canus passou os dez dias seguintes, antes de sua execução, sem nenhum tipo de aflição? O que o homem disse, o que fez, sua tranquilidade, tudo é inacreditável.

---

[14] Tirano de Agrigento. (N.T.)

7. Ele jogava xadrez quando o centurião que arrastava para a morte todo um grupo de vítimas ordenou que ele também fosse chamado. Informado, ele contou seus peões e disse ao adversário: "Cuide para que, depois de minha morte, não minta se declarando vitorioso". Depois acenou com a cabeça para o centurião e disse: "Você é testemunha de que terminei um peão à frente". Acha que Canus brincava nesse tabuleiro? Não, ele fazia um jogo sério!

8. Os amigos estavam tristes com a perda de um homem como ele; mas "Por que", indagou ele, "lamentam? Perguntam-se se temos a alma imortal; mas eu logo saberei". E, até o fim, ele não deixou de buscar a verdade e fazer da própria morte um tema para debate.

9. Seu professor de filosofia o acompanhava, e, quando não estavam distantes da colina baixa onde o sacrifício diário para César, nosso deus, era feito, ele perguntou: "Em que está pensando agora, Canus, ou em que estado mental se encontra?" E Canus respondeu "Decidi observar se o espírito tem consciência de que está deixando o corpo, quando esse momento fugaz chegar" e prometeu que, se descobrisse alguma coisa, visitaria os amigos e revelaria a eles qual era realmente o estado da alma.

10. Não é digno da imortalidade este homem que procura na sua própria morte uma prova da verdade; que nos últimos momentos de vida interroga sua alma exalante, e que, não satisfeito de instruir-se até a morte, quer que a morte mesma lhe ensine alguma coisa? Pessoa alguma jamais filosofou por tão longo tempo. Não abandonemos depressa demais este grande homem, do qual não se pode falar a não ser com veneração: sim, nós transmitiremos teu nome até a posteridade mais afastada, ilustre vítima, cuja morte ocupa um tão grande lugar entre os crimes de Gaius! A ti dedico a memória de todos os tempos!

Capítulo 15

1. Mas é inútil ter-se livrado das causas do pesar individual; pois às vezes se é tomado pelo ódio de toda raça humana. Quando se reflete como é rara a simplicidade, como é desconhecida a inocência, e como a boa-fé raramente existe, exceto quando é lucrativa, e quando se pensa em toda a coleção de crimes bem-sucedidos e de ganhos e perdas da luxúria, ambos igualmente odiosos, e na ambição que, longe de ser contida dentro dos próprios limites, é agora glorificada pela ausência de caráter – quando lembramos essas coisas, a mente mergulha na escuridão, e embora as virtudes, que agora não se pode esperar nem é vantajoso possuir, tenham sido destituídas, vem a esmagadora tristeza.

2. Devemos, portanto, acreditar que todos os vícios do povo são não detestáveis, mas ridículos, e imitar Demócrito, não Heráclito. Porque o último costumava chorar sempre que ia a público, enquanto o primeiro ria; a um todos os feitos humanos pareciam desgraças, ao outro, tolices. E assim devemos adotar uma visão mais leve das coisas, e lidar com elas com uma disposição indulgente; é mais humano rir da vida do que lamentá-la.

3. Junte a isso também o fato de que merece mais da vida aquele que ri dela, não aquele que se queixa; porque um se permite uma boa dose de esperança, enquanto o outro chora inutilmente por coisas que não tem esperança de ver corrigidas. E, considerando tudo, ele demonstra uma mente maior que não restringe mais o riso do que as lágrimas, já que o riso expressa a mais branda das

emoções e decreta que não há nada importante, nada sério nem desgraçado em todo arranjo da vida.

4. Que um homem alinhe diante de si todas as causas, uma a uma, para alegria e tristeza, e ele vai descobrir que Bion disse a verdade, que todos os feitos do homem são como seus inícios e que a vida deles não é mais respeitável ou séria do que sua concepção, que tendo nascido do nada, eles voltarão ao nada.

5. No entanto, é melhor aceitar com calma as atitudes do povo e os vícios do homem, e não se lançar nem às gargalhadas, nem às lágrimas; porque é infelicidade infinita preocupar-se com os infortúnios de outros, e é prazer desumano se alegrar com os infortúnios de outros.

6. Da mesma forma que é uma inútil demonstração de humanidade chorar e entristecer-se porque alguém está enterrando um filho. Em relação aos próprios infortúnios, também, a maneira correta de agir é dedicar a eles a medida que a natureza, não o costume, exige; pois muitos derramam lágrimas a fim de exibi-las e, quando não há espectador, têm os olhos secos, embora julguem vergonhoso não chorar quando todos choram. Este mal de basear-se na opinião dos outros tornou-se

tão profundamente enraizado que até o luto, a mais natural tristeza do mundo, torna-se agora uma questão de fingimento.

Capítulo 16

1. Chego agora a uma categoria de casos que deve, com bons motivos, nos entristecer e preocupar. Quando bons homens chegam a maus resultados, quando Sócrates é forçado a morrer na prisão, Rutílio a morrer no exílio, Pompeu e Cícero oferecem o pescoço aos próprios partidários, e o grande Catão, a imagem viva de todas as virtudes, cai sobre a própria espada para mostrar que o fim chegava para ele e para o estado ao mesmo tempo, não podemos deixar de lamentar que a sorte distribua suas recompensas de maneira tão injusta. E que esperança se pode ter para si mesmo quando se vê que os melhores homens sofrem os piores destinos?

2. Qual é, então, a resposta? Veja como cada um deles suportou seu destino, e, se foram corajosos, deseje ser

como eles, se pereceram como uma mulher e um covarde, então, nada pereceu; ou eles merecem que você admire suas virtudes ou não merecem que deseje sua covardia. Porque se os maiores homens, ao morrerem de maneira corajosa, fazem outros covardes, o que pode ser mais vergonhoso?

3. Vamos enaltecer aqueles que merecem ser enaltecidos muitas e muitas vezes e dizer: "Quanto mais corajoso é um homem, mais feliz ele é! Você pode ter escapado de todo acidente, inveja e doença; superou a prisão; não é que tenha parecido aos deuses ser digno de má sorte, mas indigno de ser submetido por mais tempo ao poder da Fortuna". Mas aqueles que recuam e nas fronteiras da morte olham para trás, para a vida – esses precisam de salvação!

4. Não vou chorar por ninguém que é feliz, por ninguém que chora; um enxugou minhas lágrimas com a própria mão, o outro, com seu pranto, tornou-se indigno do meu. Devo chorar por Hércules porque foi queimado vivo? Ou por Régulo[15], por ter sido perfurado por tantos pregos? Ou por Catão, porque causou as próprias

---

[15] Cônsul da República Romana. (N.T.)

feridas? Todos esses descobriram, por meio de um pequeno sacrifício de tempo, como poderiam se tornar eternos, e pela morte alcançaram a imortalidade.

Capítulo 17

PRATICAR A SIMPLICIDADE

1. E isso também é motivo para aflições – se você se dispõe a assumir uma fachada e nunca se revela a ninguém com franqueza, como muitos que vivem uma vida falsa que é construída apenas para exibição; pois é torturante estar sempre vigilante sobre si mesmo e temeroso de ser pego fora de seu papel habitual. E nunca estamos livres de preocupação se pensamos que sempre que alguém olha para nós está nos avaliando; porque muitas coisas acontecem para remover nossa máscara sem que queiramos, e, apesar de toda essa atenção voltada para si mesmo ser bem-sucedida, a vida daqueles que vivem atrás de uma máscara não pode ser feliz e livre de aflição.

2. Mas quanto prazer existe na simplicidade que é pura, sem adornos, e que não esconde parte de seu caráter! Porém, mesmo uma vida como essa corre algum tipo de risco de escárnio, se tudo fica aberto a todos; porque há aqueles que desdenham de tudo que se torna muito conhecido. Mas nem a virtude corre risco de ser desprezada quando é levada para perto dos olhos, e é melhor sofrer escárnio por simplicidade do que ser torturado pelo fingimento perpétuo. Porém, devemos usar moderação na questão; há muita diferença entre viver naturalmente e viver sem cuidado.

ALTERNAR O RECOLHIMENTO E A VIDA SOCIAL

3. Mais ainda, devemos nos retirar para dentro de nós mesmos com muita frequência; pois a relação com aqueles de natureza diferente perturba nossa calma adquirida e desperta novamente paixões, e agrava quaisquer fraquezas mentais que não tenham sido realmente curadas. De qualquer maneira, as duas coisas devem ser associadas e usadas alternadamente – solidão e multidão. Uma nos fará ansiar pelos homens, a outra, por nós, e uma aliviará a outra; solidão cura nossa aversão à multidão, multidão cura o cansaço da solidão.

Sobre a tranquilidade da alma

Alternar o trabalho e o divertimento

4. E a mente não deve ser mantida invariavelmente na mesma tensão, mas desviada para entretenimentos. Sócrates não se envergonhava de tocar com crianças pequenas, e Catão, quando se cansava das preocupações do estado, relaxava com vinho, e Cipião divertia sua pessoa triunfal e militar ao som de música, movendo-se não com as exuberantes contorções que são a moda agora, quando os homens, mesmo andando, se movem com mais voluptuosidade que uma mulher, mas no estilo másculo com que os homens dos tempos antigos costumavam dançar durante os tempos de esporte e festival, sem correr o risco de perda de dignidade, mesmo que inimigos os vissem.

5. A mente precisa relaxar; ela desperta melhor e mais incisiva depois do descanso. Como campos ricos não devem ser forçados – pois sua produtividade, se não tiverem descanso, os esgotará rapidamente – assim o trabalho constante destrói o vigor da mente, mas, se for interrompido e houver relaxamento de vez em quando, ela recupera suas forças; o esforço mental constante produz na mente certo langor e torpor.

6. Nem o desejo dos homens segue nessa direção, a menos que esporte e diversão tragam um tipo de prazer que é natural, mas seu uso frequente rouba todo peso e toda força da mente; pois o sono também é necessário para a renovação, mas, se você o prolonga por dia e noite, ele será a morte. Há uma grande diferença entre afrouxar e remover seu controle!

7. Os criadores de nossas leis determinavam dias de festival a fim de que os homens pudessem ser forçados pelo estado a uma condição de alegria, convencidos de que isso era necessário para modificar seu esforço pela interrupção das tarefas; e entre grandes homens, como já comentei, alguns costumavam reservar dias determinados todos os meses para uma comemoração, e alguns dividiam todos os dias em tempo de diversão e tempo de trabalho. Asínio Polião, o grande orador, eu lembro, tinha essa regra e nunca trabalhava em nada além da décima hora; ele nem lia cartas depois dessa hora por receio de que algo novo pudesse surgir e exigir sua atenção, mas naquelas duas horas superava o cansaço do longo dia. Alguns fazem um intervalo no meio do dia e reservam tarefas que requerem esforço menor para as horas vespertinas. Nossos ancestrais também proibiam que qualquer nova moção fosse feita no Senado depois da décima hora. O soldado divide suas vigílias, e os que acabam de retornar de uma expedição têm a noite toda livre.

SOBRE A TRANQUILIDADE DA ALMA

8. Devemos ser indulgentes com a mente e, de vez em quando, devemos dar a ela o descanso que é como seu alimento e sua força. E também devemos fazer caminhadas ao ar livre para que a mente seja fortalecida e renovada por espaço e muita respiração. Às vezes ela obtém novo vigor de uma viagem, mudança de lugar, companhia animada e muita bebida. Às vezes, devemos chegar mesmo à embriaguez, sem nos afogarmos em bebida, mas sucumbindo a ela; porque ela lava os problemas, acorda a mente em sua profundeza e cura sua tristeza, ao mesmo tempo em que causa certos males ao corpo; e o inventor do vinho não é chamado Baco pela liberdade que ele confere à língua, mas porque ele liberta a mente dos grilhões das preocupações, a emancipa e dá a ela nova vida, e a torna mais ousada em tudo que tenta.

9. Mas, como na liberdade, no vinho também se deve ter moderação. Acredita-se que Sólon[16] e Arcelisau[17] apreciavam vinho, e Catão era censurado por beber demais; mas quem o reprovasse por isso mais enaltecia a reprovação do que diminuía Catão. Beber não é algo

---

[16] Estadista, poeta e legislador na Grécia Antiga. (N.T.)
[17] Filósofo grego e fundador da Segunda ou Média Academia. (N.T.)

que se deva fazer com frequência, pois existe o receio de a mente contrair um mau hábito, mas há momentos em que alegria e liberdade são recursos válidos, e a soturna sobriedade deve ser banida por um tempo.

10. Se acreditamos, como o poeta grego, que "às vezes também é um prazer enlouquecer", ou se concordamos com Platão, que disse que "a mente sã bate em vão na porta da poesia", ou com Aristóteles sobre "nenhum grande gênio jamais ter existido sem um toque de loucura".

11. Seja como for, a manifestação mais elevada que se sobrepõe às outras tentativas é impossível, a menos que a mente esteja agitada. Depois de zombar do vulgar e do comum e elevar-se impulsionada por inspiração divina, só então ela entoa uma nota alta demais para os lábios mortais. Deixada por conta própria, é impossível que alcance qualquer estatura sublime e difícil; ela precisa desistir do caminho comum e ser levada ao frenesi, impacientar-se contra a restrição, correr com seu cavaleiro e alcançar uma altura que teria temido escalar por si só.

12. Estas são as regras, meu caro Sereno, pelas quais você pode conservar a tranquilidade da alma, restaurá-la, resistir aos vícios que a roubam sem que se perceba. Mas tenha certeza disto: nenhuma delas é suficientemente forte para proteger algo tão frágil, a menos que cerquemos a mente divagante com intenso e incessante cuidado.

FIM

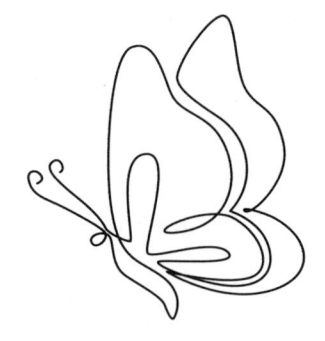

SOBRE A OBRA[18]

De tranquillitate animi ("Sobre a tranquilidade da alma") é uma obra em latim do filósofo estoico Sêneca (4 a.C.-65 d.C.). O diálogo diz respeito ao estado de espírito do amigo Aneu Sereno e como curar Sereno da ansiedade, da preocupação e do desgosto com a vida. Sereno é destinatário também das obras *Sobre a constância do sábio* e ainda de *Sobre o ócio*.

O diálogo *Sobre a tranquilidade da alma* foi claramente escrito como um meio de orientação para todos aqueles que aspirassem a dedicar-se ao aperfeiçoamento moral. Sereno foi um grande amigo de Sêneca, pertencente à ordem equestre, formada pelos cidadãos mais abastados. Ele também tinha cargo na administração pública, tendo obtido, por influência

---

[18] Fonte: Wikipedia. (N.E.)

de Sêneca, a função de *praefectus*, responsável por combate a incêndios, atividade importante na cidade de Roma. No texto é dito que o amigo é seguidor de Epicuro, talvez por isso Sêneca apresenta o estoicismo em termos muito claros e concentra em conselhos construtivos e práticos. Sêneca apresenta a resposta da doutrina estoica para nos ajudar a superar os tormentos causados pelos temores e desejos humanos e alcançar a tranquilidade, o estado ideal de serenidade vivenciado de forma plena e permanente pelo sábio estoico.

O texto começa com uma carta de Sereno pedindo conselhos e dizendo que sente ter um bom domínio sobre alguns de seus vícios, mas não sobre outros, e, como resultado disso, sua alma não tem tranquilidade. Diz "Eu não estou doente nem saudável" e percebe que seu julgamento sobre seus próprios assuntos é distorcido por preconceitos pessoais. Apresentados os sintomas, fazendo uso da imagem do paciente diante do médico, Sereno pede o diagnóstico e o remédio: "Rogo, então, se tem algum remédio que possa deter esta minha vacilação e me faça digno de lhe dever a paz de espírito".

A resposta de Sêneca toma os demais capítulos e começa com a descrição completa das características da doença. Informa a Sereno que ele busca a coisa mais importante da vida, um estado que chama de tranquilidade (*tranquillitas*) e que os gregos chamavam de *euthymía*.

A partir do capítulo III, Sêneca apresenta uma série de conselhos específicos para Sereno, sobre como alcançar a tranquilidade da alma. O primeiro vem de Atenodoro: "O melhor é ocupar-se dos negócios, da gestão dos assuntos do Estado e dos deveres de um cidadão". Isso porque estar a serviço dos outros e do próprio país é, ao mesmo tempo, exercitar-se em uma atividade e fazer o bem. Mas também se pode fazer o bem e manter-se ocupado engajando-se na filosofia. Esse tipo de ocupação proporcionará satisfação e, portanto, tranquilidade de espírito e tornará nossas vidas diferentes daquelas de pessoas que não terão nada para mostrar ao final das suas: "Muitas vezes um homem de idade avançada não tem outro argumento com que comprove ter vivido longo tempo exceto seus anos".

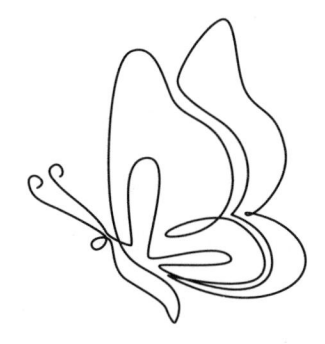

SOBRE O ESTOICISMO[19]

Um homem chamado Zenão, nascido por volta de 330 a.C. em Cítio, cidade do Chipre, provavelmente de origem fenício-semita e filho de comerciantes, chega muito jovem a Atenas, na condição de estrangeiro, para estudar. Inicia seus estudos filosóficos como discípulo de Crates, o Cínico, e por volta do ano 300 a.C. funda sua escola em Atenas, na Piokíle, antigo mercado onde anteriormente haviam sido mortos perto de 1400 atenienses.

Ali, na ágora de Atenas, onde o filósofo passou a difundir seu pensamento, havia um portal ricamente ornamentado, o que legou o nome de Pórtico à escola que acabava de nascer.

---
[19] Texto adaptado a partir de consulta nos sites: https://estoicismopratico.com/blog/o-que-e-estoicismo; https://reticenciajornalistica.com/2019/02/04/resenha-da-tranquilidade-da-alma-seneca/; https://repositorio.ucs.br/xmlui/bitstream/handle/11338/961/Dissertacao%20Bernardo%20Mantovani.pdf?sequence=1&isAllowed=y. Acesso em 6 jan. 2021. (N.E.)

O que resulta destes primeiros movimentos de Zenão passa a ser chamado de estoicismo, compreendido como um movimento filosófico que, do século III a.C. até ao ano 300 d.C., mostrou admirável vigor entre os povos do Mediterrâneo e da Ásia Menor, servindo de sustentáculo moral e inspirador de paz interior a inúmeras almas.

No atravessamento dos séculos, a escola pode ser dividida em três períodos: o antigo (séculos III-II a.C.), o médio (século II a.C.) e o romano (século I a.C. – século II d.C.). Seus principais mestres são: estoicismo antigo – Zenão de Cício; Cleanto de Assos; Crisipo de Soles; estoicismo médio – Panécio de Rodes e Possidônio de Apameia; estoicismo romano – Lúcio Aneu Sêneca; Epicteto e Marco Aurélio.

Durante o período helenístico, que inicia com a morte de Alexandre Magno, em 323 a.C., e avança cristianismo adentro, homens das mais diversas classes sociais aderiam ao movimento, unidos pela crença comum no poder do *lógos*, dirigente do universo e da vida dos homens.

Uma das questões fundamentais que surgem nesse período é a da felicidade individual, no sentido daquela busca realizada pelo homem singular que, mesmo participante de uma comunidade, deixa de identificar-se com ela de modo indissociável. O homem começa desde aí a descobrir-se como indivíduo, sabendo-se político, e ao mesmo tempo apartado do social. Ali, em meio à decadência dos costumes, os estoicos constituíam uma verdadeira consciência moral vigilante, ocupando o lugar de legítimos representantes de uma terapia apropriada às doenças da alma.

O estoicismo surgiu em uma Grécia vencida e ocupada por povos estrangeiros, submetida ao domínio do poderio romano. Neste momento do pensamento grego, relegam-se para segundo plano as grandes sínteses cósmicas e as sutilezas metafísicas, políticas e estéticas. No naufrágio geral, cabe salvar a vida, o bem-estar interior e a felicidade, bens que dependem de cada um ou da ajuda de poucos e prováveis amigos. Viver de acordo com a natureza humana, regida pela razão, e tomando parte nas leis universais é o que os estoicos apontam como sendo a verdadeira felicidade. É imenso o legado transmitido à posteridade pela Estoá, influenciando as ciências e as religiões, mas é no campo da ética que os estoicos deixaram suas marcas mais importantes, partindo do desprezo pelos bens materiais e idealizando o domínio de si e a igualdade entre todos os homens.

Dado que o Império Romano absorveu a cultura grega, não demorou muito para o estoicismo chegar a Roma. Lá viveram três estoicos cujas obras felizmente sobreviveram. Por isso, os romanos foram os responsáveis por edificar o estoicismo da forma como conhecemos hoje.

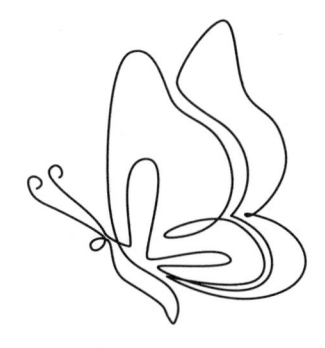

Sobre o autor

Sêneca (Lúcio Aneu Sêneca) nasceu em Córdoba, aproximadamente entre 4 a.C. e 1 d.C. Era de família abastada, que se transferiu para Roma quando ele e seus dois irmãos, Novato e Mela, eram crianças. Muito jovem, Sêneca estudou com o estoico Átalo e com dois neopitagóricos, Sótion de Alexandria e Papírio Fabiano, discípulos do filósofo romano Quinto Séxtio, que professou uma doutrina eclética e possivelmente original, combinando elementos do estoicismo e do pitagorismo.

Talvez por motivos de saúde, Sêneca transferiu-se, por volta de 20 d.C., para Alexandria, no Egito, de onde retornou em 31. Quase aos quarenta anos iniciou carreira como orador e político, no cargo de questor, tendo em seguida ingressado no Senado. Frequentou a corte de Calígula, onde estabeleceu vínculos com as irmãs do imperador: Livila, Drusila e Agripina Menor, mãe do futuro imperador Nero.

Sendo figura destacada no Senado e no ambiente palaciano, devido a intrigas políticas foi envolvido numa conjuração contra Calígula. Teria se livrado da condenação à morte provavelmente por intercessão de aliados, que alegaram já estar ele condenado a uma morte natural iminente, devido a uma doença pulmonar crônica. Pouco depois, morto Calígula em 41, Sêneca tornou-se alvo de Messalina, esposa do imperador Cláudio, num confronto entre esta e as irmãs de Calígula.

Acusado de manter relações adúlteras com Livila, foi condenado à morte pelo Senado. Por intervenção do próprio imperador, a pena foi comutada em exílio, que durou oito anos, na ilha de Córsega, período em que o filósofo se dedicou aos estudos e à composição de obras em prosa e em verso. Após a morte de Messalina (48 d.C.), a nova esposa de Cláudio, sua sobrinha Agripina, possibilitou o retorno de Sêneca, em 49 d.C., e o instituiu como preceptor de seu filho Nero, então com doze anos. Morto Cláudio em 54, Nero foi nomeado seu sucessor, e Sêneca tornou-se o principal conselheiro do jovem príncipe. Seguiu-se um período de equilíbrio político que durou cinco anos (54-59 d.C.). No entanto, o conflito de interesses envolvendo, de um lado, Agripina e seus aliados e, de outro, conselheiros de Nero, os quais, por sua vez, se opunham a Sêneca, levou a uma crise que resultou na morte de Agripina, em 59, e no gradual enfraquecimento político de Sêneca. Em 62, Nero recusou-lhe uma solicitação para afastar-se inteiramente das atividades de governo. Mesmo assim, alegando idade avançada e saúde precária, Sêneca passou a consagrar-se prioritariamente ao *otium*, o que significava dedicação à leitura e à escrita. Sua relação com Nero deteriorou-se, entre outros motivos, pelo prestígio do filósofo em setores do meio político e intelectual, que viam nele a figura de um governante ideal.

No início de 65, Sêneca foi apontado entre os participantes de uma conjuração para derrubar o príncipe. Condenado à pena capital, morreu em 19 de abril.

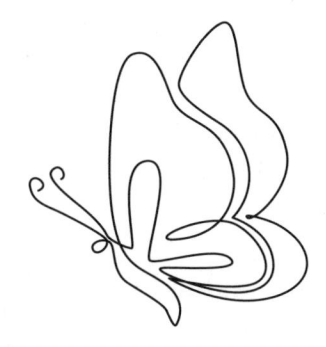

Máximas de Sêneca

"Se prescindirmos de toda comunicação, renunciarmos ao gênero humano e vivermos voltados unicamente para nós mesmos, resultará uma solidão vazia de ação. E, sem nada para fazer, começaremos a gastar mal o tempo que a natureza nos concedeu para consumir proveitosamente."

"Busquemos as coisas boas, não na aparência, mas sólidas e duradouras, mais belas no seu interior. Devemos descobri-las. Não estão longe, serão encontradas; apenas se precisa saber quando as encontramos. No entanto, passamos como cegos ao lado delas, tropeçando no que desejamos..."

"A felicidade é, por isso, o que está coerente com a própria natureza, aquilo que não pode acontecer além de si."

"Qualquer tipo de maldade é resultado de alguma deficiência."

"Há pessoas que não param de se atormentar com lembranças das coisas passadas; outras se afligem pelos males que virão. É tudo absurdo, pois o que já aconteceu não nos afeta, e o futuro ainda não nos toca… Devemos contar cada dia como uma vida separada."

"É preciso privar-se da agitação desregrada, à qual se entrega a maioria dos homens, e da mania de se intrometer nos negócios dos outros."

"Deve-se praticar a virtude em detrimento do vício para ser feliz."

"O homem é por demais mortal para compreender as coisas imortais."

"O último dos males é sair do número dos vivos antes de morrer."

"Às vezes, minha alma se eleva com a magnitude do pensamento, torna-se ávida por palavras e aspira às alturas. Assim, o discurso já não é mais meu. Esquecido das normas e dos critérios rigorosos, elevo-me e falo com uma boca que não é mais minha."

"Assim, o melhor é misturar o repouso com a ação, sempre que a vida ativa não trouxer impedimentos ocasionais."

"Seus desejos fechados em sua estreiteza, sem possibilidade de evadir-se, acabam por sufocar a si mesmos."

"O constante autocontrole atormenta tanto quanto o receio de ser pego num papel diverso daquele que está acostumado a representar."